W0370518

Tabata

3 kg in 7 Tagen abnehmen

Inhaltsverzeichnis

Einleitung

In diesem Buch wirst du die Grundlagen des Tabata-Trainings kennen lernen. Es warten viel Tipps und Tricks rund um das Training und die zu deinem Training passende ideale kalorienarme Ernährung auf dich.

Du wirst die Vorteile des Hoch-intensives-Intervall-Training erfahren und wie du mit dieser Trainingsmethode zu deinem Traumkörper gelangst.

Neben den 20 beliebtesten Tabata-Übungen lernst du die Basics und tolle Übungen für das Warm-Up vor dem Training und das Cool-Down nach dem Training kennen.

Dein persönlicher 7-Tage-Trainingsplan mit effektiven Übungen für verschiedenste Problemzonen und vielen Rezeptideen und Erährungstipps werden dich in den ersten Wochen deines Trainings begleiten.

Du hast dich entschieden deinen inneren Schweinehund zu überwinden und endlich fit zu werden? Du möchtest schnell einige Kilos verlieren? Dieses Buch wird dir bei der Optimierung deines Lebensstils und der Verbesserung deiner Fitness helfen. Das

Training wird nicht nur auf deinen Körper einen enorm positiven Effekt haben, sondern auch auf deinen Geist. Du wirst deinen Alltag besser meistern können, dich energetischer und vitaler fühlen! Und letztendlich wird dich das Training zu deinem lang ersehnten Traumkörper führen.

Du wirst dich nun täglich mit deinem Training, deiner Ernährung, deinem Willen und deiner Motivation auseinander setzen. Das Hoch-intensive-Intervall-Training wird dir einiges abverlangen und dich bis über deine Grenzen hinaus bringen! Du wirst dich und deinen Körper neu kennen lernen!

Das Tabata-Training kostet dich maximal vier Minuten täglich und du kannst es mit einigen Hilfsmitteln ganz leicht zu Hause durchführen. Die meisten Übungen arbeiten allein mit deinem Körpergewicht. Das Konzept ist simpel und deine körperliche Fitness wird sich schnell verbessern.

Am Ende wirst du nicht nur gesünder, sondern auch glücklicher sein!

Kapitel 1: Tabata schnell erklärt

Hast du schon einmal von Tabata gehört? Falls nicht, erkläre ich dir nun die Grundlagen des Tabata-Trainings und das Erfolgsrezept!

Du trainierst fast täglich vier Minuten lang. Das mag sich zunächst nicht nach viel Arbeit anhören, dennoch wirst du in diesen vier Minuten idealerweise an dein Limit kommen. Jede Trainingseinheit besteht aus acht Intervallen, die je aus 20 Sekunden Training und 10 Sekunden Pause bestehen. Dies nennt sich HIIT - Hoch-intensives-Intervall-Training.

In den letzten beiden Trainingsintervallen wirst du deine körperlichen und mentalen Grenzen deutlich spüren und dort setzt auch der Trainingseffekt ein!

Das Training ist zwar nur vier Minuten lang, es wird dir allerdings einiges abverlangen, unterschätze das Training also nicht. Um das Training durchzuhalten wirst du wirkliche mentale Stärke benötigen!

Und ganz unter uns - vier Minuten sollte sich jeder Zeit nehmen können, um sich um seine

Gesundheit zu kümmern. Also keine Ausreden mehr!

Du fragst dich bestimmt, wer Tabata erfunden hat? Der Sportwissenschaftler Dr. Izumi Tabata aus Japan. Er führte in den 90er Jahren einige Studien über die Effektivität verschiedener Sportarten durch. Er verglich Hoch-intensives-Intervall-Training mit herkömmlichem Ausdauertraining und kam zu dem Ergebnis, dass das Hoch-intensives-Intervall-Training für den Aufbau von Muskelmasse, Ausdauer und Kraft geeigneter ist, als Ausdauertraining.

Während eines Projektes über sechs Wochen verglich er zwei Probandengruppen. Die eine Gruppe ging täglich eine halbe Stunde Joggen und die andere Probanengruppe widmete sich jeden Tag dem zeitlich minimalistischen Hoch-intensiv-Intervall-Training. Das Ergebnis war, dass die Probandengruppe, die das HIIT absolvierte deutlich bessere Ergebnisse erzielte: Die Teilnehmer konnten ihre Ausdauer um 40% und ihre körperliche Kraft um 30% im Vergleich zur der Gruppe, die das Ausdauertraining absolvierte, verbessern .

Nicht zu leugnen ist auch der zeitliche Vorteil dieser Methode: In sechs Wochen investierte die HIIT absolvierende Probandengruppe nur zwei Stunden. Ganz im Gegensatz zur joggenden Probandengruppe, die 18 Stunden investierte und dazu noch schlechtere Trainingsergebnisse erzielte.

Wie funktioniert Tabata?

Was diese Methode besonders auszeichnet ist die Kürze des Trainings und die vielen verschiedenen Möglichkeiten des Trainings. Es gibt unglaublich viele Tabata-Übungen, von denen du im Verlauf dieses Buches auch einige kennen lernen wirst. Die Vielfalt der Übungen ist ein zusätzlicher Vorteil gegenüber anderen Arten des Ausdauertrainings - das Joggen bietet beispielsweise keine Varietäten!

Experten gehen davon aus, dass es fundamental wichtig ist, seine Muskeln von Zeit zu Zeit ans absolute Limit zu bringen. Die Kombination von unterforderten Muskeln und einer zuckerreichen Ernährung führt zu einer Überproduktion von Insulin. Normalerweise nehmen deine Muskeln den Zucker, den du in Form von Kohlehydraten oder ähnlichem zu dir nimmst, durch

Stoffwechselprozesse auf und speichern ihn in Form von Glykogen. Allerdings können deine Muskeln durch die fehlende Belastung das gespeicherte Glykogen nicht aufbrauchen, weswegen sie keinen weiteren Zucker aus deinem Blut aufnehmen können. So ist dein Körper dazu genötigt mehr und mehr Insulin zu produzieren, um deinen Blutzuckerspiegel kontrolliert niedrig zu halten. Dieser nicht genutzte Zucker wandert nun über dein Blut in deine Leber und wird dort mit Fettsäuren verbunden - und das wiederum werden deine Speckrollen!

Durch das Tabata-Training kannst du diesem unschönen Verlauf entgegen wirken. Das Hoch-intensive-Intervall-Training sorgt dafür, dass der Glykogen-Speicher in deinen Muskeln aufgebraucht wird und wieder Zucker aus deinem Blut durch Stoffwechselprozesse in deinen Muskeln gespeichert werden kann. Somit wird weniger Zucker in die Leber transportiert und das bedeutet: Weniger Fettpolster durch den “Afterburn-Effekt”!

Ein weiterer Vorteil für deine Gesundheit ist, dass dein Stoffwechsel nach dem Training für bis zu zehn Stunden höchst aktiv ist. Das ist länger, als bei jeder anderen Art des

Trainings! So kann dein Körper in Kombination mit einer guten Ernährung optimal mit Nährstoffen versorgt werden.

Durch das Training wird zusätzlich dein Hormonhaushalt in Schwung gebracht. Eine Menge, durch das Training ausgeschütteter Wachstumshormone, lassen dich energiereich und aktiver fühlen! Die Hormone Adrenalin, Dopamin und Epinephrin für eine Erhöhung des Catecholamine-Spiegels verantwortlich. Das Hormon Catecholamine löst dein überschüssiges Fett unter der Haut auf. Im Durchschnitt verbrennen Tabata-Sportler 2,5 Kilogramm mehr Fett in 15 Wochen Trainingszeit, als Jogger oder Sportler ähnlicher Cardiotrainings.

Besonders im Bauch-Bereich befinden sich eine Unmenge Rezeptoren für das Hormon Adrenalin, das heißt, hier wird das Fett durch das Tabata-Training besonders effektiv reduziert. Wenn du also am Bauch ein paar Fettpolster reduzieren möchtest ist Tabata das ideale Training für dich!

Um den Effekt des Trainings zu steigern solltest du in den ersten zwei Wochen deinen Trainings darauf achten nicht mehr als 150 Gramm Kohlehydrate zu dir nimmst. Um deinen Stoffwechsel optimal zu unterstützen benötigt dein Körper mindestens zwei Liter Wasser am Tag!

Die Erhöhung der Muskelmasse durch das regelmäßige Training führt dazu, dass dein Körper auch im Ruhezustand mehr Kalorien verbraucht. Auf langer Sicht wirst du dementsprechend deinen täglichen Kalorienverbrauch steigern und dein Wunschgewicht einfach beibehalten können.

Das Hoch-intensive-Intervall-Training

Du fragst dich sicherlich, was genau das Hoch-intensive-Intervall-Training ist. Das HIIT ist eine Überkategorie des Intervalltrainings. Eine der Unterkategorien ist das Tabata-Training.

Allgemeine Charakteristika des HIIT sind die hohe Intensität des Trainings und die Pausen zwischen den Übungen. Ein normales Hoch-intensives-Intervall-Training dauert 20-30 Minuten und die Pausen zwischen den Übungen sind länger, als die Pausen des modifizierten Tabata-Trainings. Bei der Durchführung gibt es also kleinere Unterschiede, während die Ziele des

Trainings identisch sind: schneller Muskelaufbau, gesunde Fettreduzierung, Anregung des Stoffwechsels und Steigerung der Ausdauer.

Ist Tabata für dich geeignet?

Tabata ist ideal für dich, wenn

- du wenig Zeit in dein Workout investieren und trotzdem fit und schlank sein möchtest.

- du Flexibilität bei deinem Trainingsort und deiner Trainingszeit bevorzugst.

- du dein Tabata-Training möglicherweise in deine anderweitigen Trainingspläne, wie Fitnessstudio, Kampfsport, oder ähnliches integrieren möchtest.

- du schnell einen Trainingserfolg sehen möchtest.

- du für dich selbst eine neue Herausforderung suchst.

- du langfristig deine körperliche Fitness und dein Gewicht durch ein höchst effektives Training verbessern möchtest.

- du rundum gesund bist! Für Sportbegeisterte mit Herzerkrankungen oder anderen einschränkenden Krankheiten ist Tabata aufgrund der hohen Anstrengung leider nicht geeignet. Ich empfehle dir, dich unbedingt vor deinem Trainingsbeginn von deinem Hausarzt durchchecken zu lassen!

Die Trainingserfolge sind natürlich bei jedem Sportler ganz verschieden. Es kommt auf dein Ausgangsgewicht und deine Ausgangsfitness an, wie stark der Trainingseffekt bei dir einsetzt.

In den ersten beiden Trainingswochen wirst du feststellen, dass du in sehr kurzer Zeit eine Menge Gewicht verlierst. Dieser Effekt wird ab der dritten Woche schwächer, da sich dein Körper an das neue Training und die veränderte Ernährung gewöhnt hat. Dies ist auch gesund und wünschenswert, da eine dauerhafte rapide Gewichtsabnahme deinem Körper schaden würde.

Kapitel 2: Das Warm-Up vor dem Training und das Cool-Down nach dem Training

Das Warm-Up und das Cool-Down sind fester Bestandteil deines Trainings! Unterschätze die Bedeutung des Aufwärmens und Abkühlens für die Effizienz deines Trainings nicht und achte auch hier auf eine Präzise Ausführung der Übungen.

Das Warm-Up

Das Aufwärmen vor dem Tabata-Training ist enorm wichtig, um Verletzungen durch das Training zu vermeiden. Die Tabata-Übungen sind sehr intensiv, weswegen es unumgänglich ist, dass du dich vorher gut aufwärmst, um deinen Körper und Geist auf die bevorstehende Belastung vorzubereiten.

Durch das Warm-Up steigt deine Körpertemperatur an und das Risiko für eine Verletzung deiner Muskeln, Bänder oder Gelenke wird minimiert.

Fünf bis zehn Minuten Aufwärmtraining reichen schon, um dich körperlich und mental auf dein Tabata-Training vorzubereiten. Die meisten Athleten wählen kardiovaskuläre Übungen, kombiniert mit einigen Dehnübungen.

Ein gutes Aufwärmprogramm steigert die Effektivität deines Trainings, es sollte also ein fester Bestandteil deines täglichen Trainings sein!

Die Auffwärmübungen

- Der Giraffengang: Ziehe beim Vorwärtslaufen deine Knie abwechseln hoch zur Brust. Wenn nötig hilf mit deinen Händen etwas nach und ziehe deine Knie fest an deine Brust, um eine optimale Dehnung zu spüren.

- Die Hüftrotation im Vierfüßlerstand: Begebe dich in den Vierfüßlerstand und spreize deine Beine abwechselnd im 90-Grad-Winkel ab und kreise sie mit großen Bewegungen zehn mal nach hinten und zehn Mal nach vorne.

- Der Zombiegang: Laufe auf gestreckten Zehenspitzen und hebe deine Beine mit geflextem Fuß in einem 90-Grad-Winkel abwechselnd hoch.

- Der Ausfallschritt: Stell dich aufrecht hin und strecke deine Hände mit zusammengepressten Handflächen weit über deinen Kopf nach oben. Dann machst du mit deinem rechten Bein einen Ausfallschritt nach vorne, sodass dein Bein im 90-Grad-Winkel steht und sich dein Knie über deiner Ferse befindet. Auch dein linkes Bein sollte im 90-Grad-Winkel sein und dein linkes Knie sich somit unter deiner Hüfte befinden. Nun streckst du deine rechte Hand soweit zum Boden, wie es dir deine Beweglichkeit erlaubt, während du deine linke Hand immer noch nach oben streckst. Nun spürst du eine Dehnung deiner Körperseite. Wiederhole die Übung für deine andere Körperseite. Halte jede Position fünf Sekunden, entspanne eine Sekunde und wiederhole die Übung auf jeder Seite fünf Mal.

- Der Knöchelsprung: Springe mit deiner ganzen Kraft hoch und ziehe dabei deine Knie so hoch wie du kannst! Achte darauf auf beiden Füßen zu landen.

- Die Pyramide: Begebe dich in den Vierfüßlerstand und achte darauf, dass sich deine Knöchel unter deinen Schultern befinden und deine Knie unter deiner Hüfte. Schiebe deine Hüfte langsam nach hinten auf deine Knöchel und strecke deine Hüfte dann weit in die Höhe, bis du eine Pyramide darstellst. Komme nach zehn Sekunden wieder mit deiner Hüfte auf deine Knöchel zurück und wiederhole diese Übung zehn Mal.

- Der Schulterkreis: Lege dich auf deine rechte Seite und winkle deine Beine im 90-Grad-Winkel von dir ab. Deine Arme sind nach vorne ausgestreckt und deine Bauchmuskulatur angespannt. Erhebe nun deinen linken Arm und führe ihn über deinen Kopf bis auf den Boden links von dir. Dein rechter Arm und dein rechtes Schulterblatt sollte während der gesamten Übung so nah wie möglich am Boden bleiben. So wird dein Oberkörper optimal gedehnt. Verbleibe fünf Sekunden in dieser Position, komm dann wieder in deine Ausgangsposition zurück und wiederhole diese Übung für jede Körperseite fünf Mal.

- Der Scherenlauf: Dies ist eine besonders spielerische Übung: Laufe seitwärts und überkreuze dabei deine Beine. Laufe einige Male nach rechts, einige Male nach links und achte auf eine lockere Ausführung.

- Die Fliegerarme: Bewege deine Arme einige Minuten so, als würdest du Joggen. Achte dabei darauf, dass du deine Muskeln angespannt hältst, so beziehst du von der Hüfte aufwärts deine Muskeln mit ein.

Probiere diese Übungen aus und du wirst schnell feststellen, welche für dich geeignet sind und dir Spaß bereiten. Optimal ist es die Übungen zu wechseln und nicht bei jedem Aufwärmtraining die gleichen Übungen zu machen. Sorge für Abwechslung bei deinem Training, damit es spannend und fordernd bleibt!

Du musst natürlich nicht jede dieser Übungen bei jedem Warm-Up machen, sondern nur so viele wie du in fünf bis zehn Minuten Aufwärmtraining schaffst.

Auch hier ist es enorm wichtig, dass du die Übungen präzise ausführst, um dich nicht dabei zu verletzen und deinen Körper optimal auf die Belastung während deines Trainings vorzubereiten!

Das Cool-Down nach dem Training

DDas Abkühlen nach dem Training ist fast so wichtig wie das Aufwärmen vor dem Training.

Auch hier minimierst du die Chance für Verletzungen, lass diesen Teil deines Trainings also nicht aus und integriere ihn als festen Bestandteil in deinen Trainingsablauf.

Das Cool-Down normalisiert nach dem intensiven Training deine Herz- und Atemfrequenz und verringert deinen Muskelkater. Zusätzlich kannst du so Schwindel oder Schmerzen vermindern oder gänzlich vermeiden.

Das Abkühlen ist ideal um deinen Geist und deinen Körper nach der Höchstleistung beim Tabata-Training wieder in einen normalen Zustand zu versetzen und dich wieder im Alltag ankommen zu lassen.

Für das Cool-Down solltest du dir 5-15 Minuten Zeit nehmen.

Die Abkühl-Übungen

- Die Grätsche: Setze dich aufrecht auf den Boden und spreize deine Beine so weit wie möglich auseinander. Greife nun mit deiner rechten Hand nach deinem linken Knie- und bleibe dabei im Oberkörper aufrecht! Verbleibe fünfzehn Sekunden in dieser Haltung und versuche dann deine Hand so weit wie möglich in Richtung deines linken Fußes wandern zu lassen. Halte auch diese Position für fünfzehn Sekunden und komme dann in deine Ausgangsposition zurück. Wiederhole diese Übung für deine linke Körperseite gleichermaßen.

- Die Ballerina: Setze dich aufrecht auf den Boden und winkel dein rechtes Bein vor deinem Körper an, sodass dein rechter Fuß dein linkes Knie berührt. Das linke Bein ist nach hinten abgewinkelt. Strecke nun deinen Oberkörper mit ausgestreckten Armen über dein rechtes Bein nach vorne auf den Boden aus und halte diese Position für zwanzig Sekunden. Komme dann wieder in deine aufrechte Sitzposition, platziere deine rechte Hand schräg hinter dir und drehe deinen Körper zu deiner rechten Seite und halte diese Position wieder für zwanzig Sekunden.

Wenn du sehr beweglich bist kannst du deinen rechten Arm auch auf den Boden ablegen und deinen linken Arm nach hinten abstrecken. Tausche die Position deiner Beine für die Ausführung der Übung auf der anderen Körperseite.

- Kennst du dich mit Progressiver Muskelrelaxation aus? Dann integriere dies in dein Cool-Down Programm!

- Lockeres Auslaufen entspannt dich nach einem harten Training. Dies wirkt vor allem barfuß super!

- Schüttle deine Arme und Beine aus, kreise deine Schultern und strecke dich.

- Du Walkst gerne? Dann geh zum Abkühlen eine Runde walken.

- Falls du gerne meditierst, kannst du dies in dein Cool-Down integrieren.

Nachricht an den Leser

Lieber Leser, liebe Leserin,

leider hat dieses Buch nur Schwarz-Weiß Bilder. Wir hätten sehr gerne das Buch in Farbe drucken lassen, jedoch sind wir nur ein sehr kleiner Verlag. Daher sind die Druckkosten sehr hoch und wir hätten dieses Buch nicht unter 20€ anbieten können, was unangemessen teuer ist.

Als kleine Entschuldigung würden wir Ihnen gerne das Buch als PDF mit Farbbildern zusenden.

Schreiben Sie uns einfach eine E-Mail an:

dein.buecher.shop@gmail.com

Wir hoffen auf Ihr Verständnis.

Kapitel 3: Die Übungen

In diesem Kapitel lernst du 20 effektive Übungen für dein Tabata-Training kennen. Neben der Ausführung erfährst du auch auf welche Problemzone die Übung abzielt.

Es gibt neben diesen 20 Übungen natürlich noch unzählige weitere tolle Tabata-Übungen, die du in dein Training einbauen kannst. In diesem Buch wirst du die 20 beliebtesten Übungen finden, von denen du einige ohne und andere mit Geräten ausführen kannst.

1. Klimmzüge

Die Klimmzug-Übung ist wohl eine der bekanntesten Fitnessübungen und ist dir sicherlich bekannt. Bei dieser Übung werden viele deiner Rückenmuskeln, vor allem deiner breiten Rückenmuskulatur, beansprucht. Hier bedarf es nur einer Stange, wahlweise auch eines Türrahmens, und die Ausführung ist simpel.

Stelle dich unter die Stange oder den Türrahmen und greife die Stange mit beiden

Händen schulterbreit. Ziehe dich nun mit vertikalem Körper bis dein Kinn über die Stange zeigt nach oben. Geschafft!

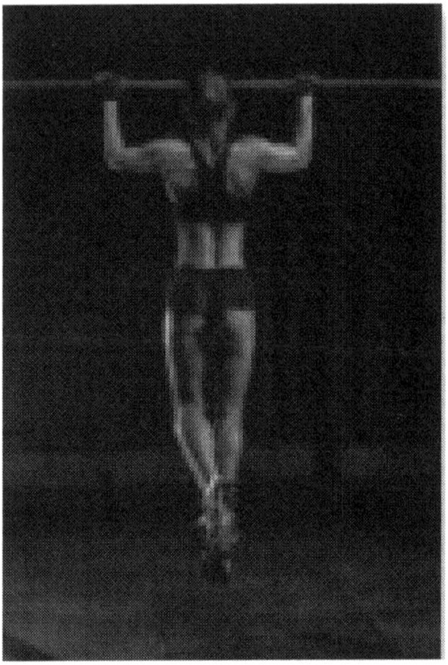

2. Sit Ups

Auch die Sit Ups gehören zu den wohl bekanntesten Fitnessübungen und du brauchst für das Stählen deiner Bauchmuskulatur noch nicht einmal extra Geräte.

Lege dich auf den Boden und winkel deine Beine im 90-Grad-Winkel an. Spanne nun deine Bauchmuskulatur an, winkel deine Arme seitlich so an, dass sich deine Hände hinter deinen Ohren befinden und ziehe dich nun mit der Kraft aus deinem Rumpf bis in eine sitzende Position. Nach kurzem Innehalten lässt du dich langsam wieder zurück auf den Boden sinken. Achte darauf, dass du dich wirklich aus der Kraft deiner Muskeln hoch ziehst und nicht etwa mit Schwung, sonst erzielst du keinen Trainingseffekt.

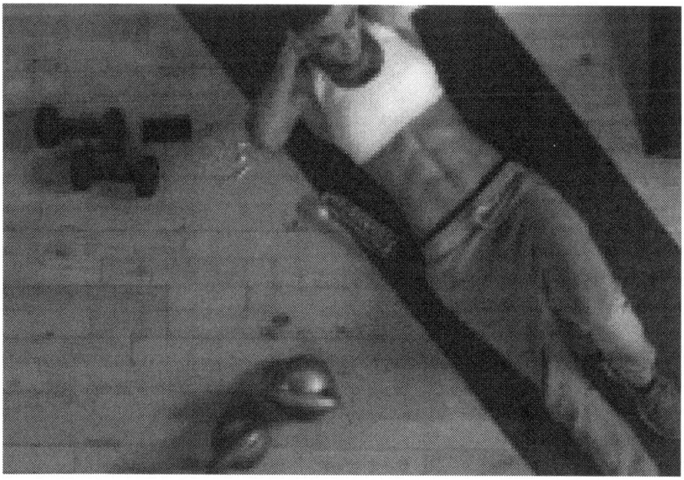

3. Die Planke

Für diese Übung brauchst du keinerlei Geräte.

Begebe dich in Bauchlage auf den Boden und stütze dich so auf deinen Unterarmen ab, dass deine Ellbogen unter deinen Schultern stehen und dein Arm einen 90-Grad-Winkel bildet. Stütze dich mit deinen Zehen auf den Boden. Spanne deine gesamten Muskeln an, damit dein Körper eine grade Linie bildet. Halte diese Position!

4. Burpees

Diese Übung ist aufgrund ihrer Kombination aus drei Übungen unglaublich anstrengend und du trainierst nicht nur deine Kraft und Ausdauer, sondern auch deine Koordinationsfähigkeit. Durch diese Kombination von Übungen verbrennen deine überschüssigen Fettzellen sehr effektiv und du trainierst deine Brustmuskeln, Arme, Schulter, Beinmuskeln und Oberschenkel. Also ein wirkliches Allround-Talent unter den Fitnessübungen!

Stelle dich aufrecht mit hüftbreiten Beinen hin und gehe in die Kniebeuge. Stütze nun deine Hände in schulterbreite vor dir auf und versetze deine Beine durch einen Sprung nach hinten - achte darauf, dass du auf deinen Zehen landest. Nun befindest du dich in der Liegestützposition und machst eine Liegestütze. Dann springst du mit aller Kraft und bringst so deine Beine nach vorne. In der Kniebeugeposition angekommen streckst du deine Arme nach oben und springst so hoch du kannst.

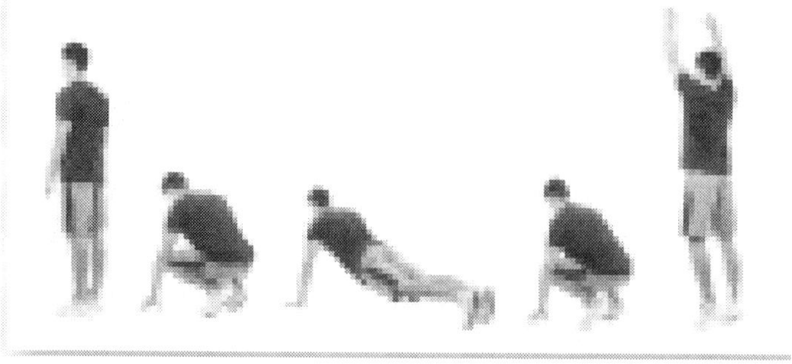

5. Bodyrocks

Für diese Übung benötigst du kein Equipment und du trainierst hauptsächlich deine Rücken- und Bauchmuskulatur, aber auch deinen Gleichgewichtssinn.

Begebe dich in den Unterarmstütz. Achte darauf, dass deine Arme einen 90-Grad-Winkel bilden und deine Ellbogen unter deiner Schulter liegen. Lege deine Handflächen flach auf den Boden. Spanne deinen gesamten Körper an, sodass er eine grade Linie bildet. Nun schiebe dich in dieser Position aus der Kraft deiner Zehen vor und zurück so weit es geht. Dies sollte insgesamt nur zwei bis drei Sekunden dauern.

6. Sprint

Für diese Übung benötigst du keine Geräte. Weil sprinten unglaublich Spaß macht, gehört diese Übung mit zu den beliebtesten. Du kannst draußen an der frischen Luft sprinten oder wenn du lieber zu Hause trainierst, kannst du auch zu Hause auf der Stelle sprinten. Effektiver ist allerdings der authentische Sprint draußen! Durch das Sprinten trainierst du vor allem deine Ausdauer und Beinmuskulatur.

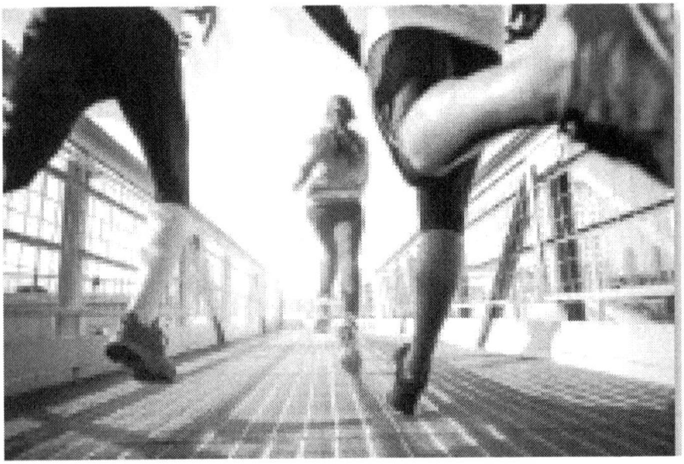

7. Cross-Biken

Auch für diese Übung benötigst du nur dein eigenes Körpergewicht und keinerlei Geräte. Diese Übung trainiert vorrangig deine Bauchpartie.

Lege dich auf den Boden und winkel deine Arme an deiner Körperseite so an, dass du deine Hände hinter deinen Ohren positionieren kannst. Nun hebst du deine Schultern und deine Beine leicht vom Boden ab. Jetzt bewegst du deine linke obere Körperhälfte auf dein rechtes Knie zu und umgekehrt. Dein Knie und dein Oberkörper nähern sich einander über deiner Körpermitte. Dann ziehst du dein Bein und deinen Oberkörper wieder zurück bis du dich in deiner Ausgangsposition befindest und wiederholst diese Übung gleichermaßen mit deinem rechten Knie und deiner linken Körperseite.

8. Der Skorpion

Diese Übung trainiert deine Beine, deine Rückenmuskulatur und besonders deine Bauchmuskulatur. Du benötigst hierfür keine Geräte.

Begebe dich in die Liegestützposition und achte darauf, dass deine Schultern sich über deinen Händen befinden und deine Füße hüftbreit auseinander stehen. Dein Körper sollte eine grade Linie bilden. Winkel nun dein rechtes Bein an und führe dein Knie unter deinem Körper in Richtung deiner Brust. Führe dein angewinkeltes Bein wieder nach hinten und strecke es nun so weit wie möglich nach oben weg. Komme zurück in die Liegestützposition und wiederhole die Übung mit deinem linken Bein.

9. High Jumps

Bei dieser Übung wirst du ganz schön ins Schwitzen kommen, denn durch sie trainierst du besonders deine Ausdauer. Es werden keine Geräte benötigt.

Stell dich aufrecht hin und springe mit aller Kraft nach oben, rolle dich dabei über deine Zehen und Fußballen ab.

10. Die Beinschere

Diese Übung trainiert vor allem deine Beinmuskeln, aber auch deine Bauch- und Rückenmuskulatur. Du benötigst keine Geräte.

Geh in die Liegestützposition, beachte, dass deine Hände etwas mehr als schulterbreit voneinander entfernt sind, deine Beine schulterbreit auseinander stehen und dein

Körper eine Linie bildet. Nun hebst du deinen rechten Fuß einige Zentimeter vom Boden ab und bewegst ihn zum linken Fuß. Kehre in deine Ausgangsposition zurück und wiederhole die Übung mit dem linken Bein.

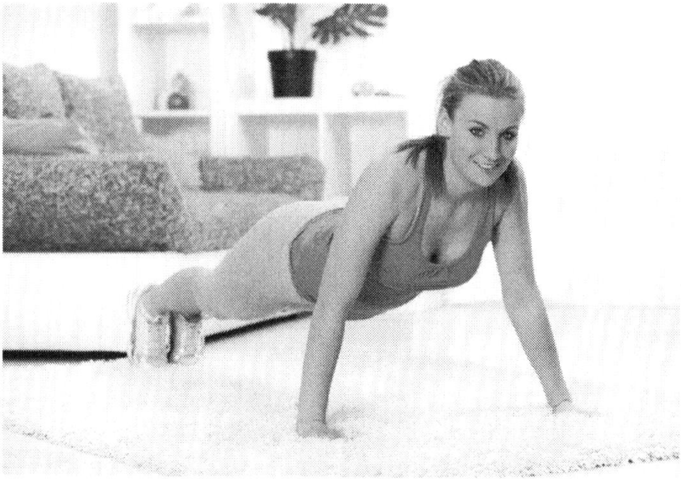

11. Seilspringen

Seilspringen kennst du ganz bestimmt! Für diese Übung brauchst du - ein Springseil! Bei dieser Übung trainierst du deine Ausdauer ganz intensiv, aber auch deine Schulter-, Arm- und Beinmuskeln! Seilspringen stärkt dein Herz-Kreislauf-System und verbessert auch deinen Gleichgewichtssinn.

Beim Seilspringen gibt es unglaublich viele Varianten: Auf einem Bein, das Seil rückwärts kreisen und noch viele mehr! Lass deiner

Phantasie freien Lauf und bereichere dein Training durch Varianten, die dir Freude bereiten.

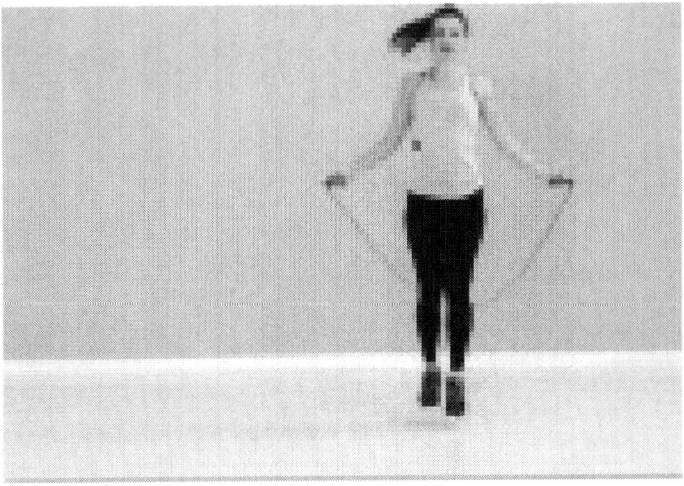

12. Kettlebell

Falls du für diese Übung keinen Kettlebell zur Hand hast kannst du zu Beginn auch alternativ eine volle 2-Liter-Wasserflasche verwenden. Allerdings wirst du dein Gewicht nach einiger Zeit auf bis zu 16 Kilogramm erhöhen müssen, um weiterhin einen Trainingseffekt zu erzielen. Mit einem Kettleball trainierst du deine Beine, deinen Rumpf, deinen Rücken und deine Ausdauer!

Achte bei der Verwendung eines Kettlebells vor allem auf die korrekte Ausführung der

Übung, um deine Bandscheiben nicht zu sehr zu strapazieren.

Halte deinen Rücken grade und bewege den Kettlebell aus der Kraft deiner Hüfte - nicht mit der Kraft deiner Arme! Deinen Po solltest bei jeder Wiederholung nach hinten wie zum Hinsetzten ausstrecken. Halte deine Brust aufrecht.

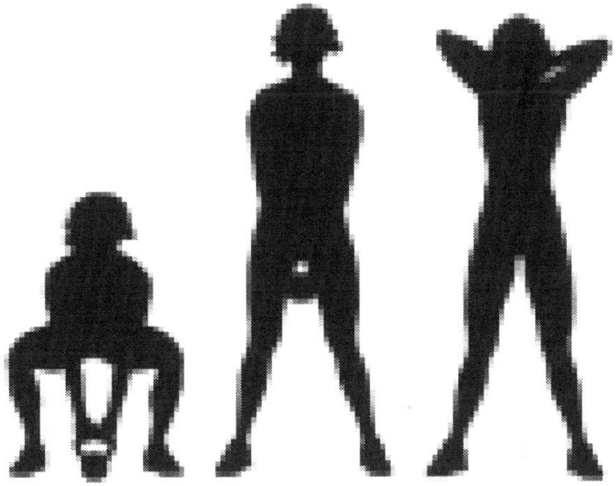

13. Squats

Diese großartige Übung baut deine Bein- und Rückenmuskulatur auf und trainiert gleichzeitig deine Ausdauer, Koordination und Beweglichkeit. Also wieder ein Multitalent unter den Übungen. Du brauchst keine weiteren Geräte, außer dein Eigengewicht.

Stelle dich aufrecht hin und winkel die Arme seitlich an deinem Körper ab, sodass du deine Hände hinter deinem Kopf falten kannst. Deine Füße sollten hüftbreit auseinander stehen. Gehe nun runter in die Kniebeuge indem du deine Hüfte nach hinten schiebst und deine Knie beugst. Achte darauf, dass du deine Wirbelsäule grade hältst. Springe nun mit aller Kraft nach oben und komme in deine Ausgangsposition zurück.

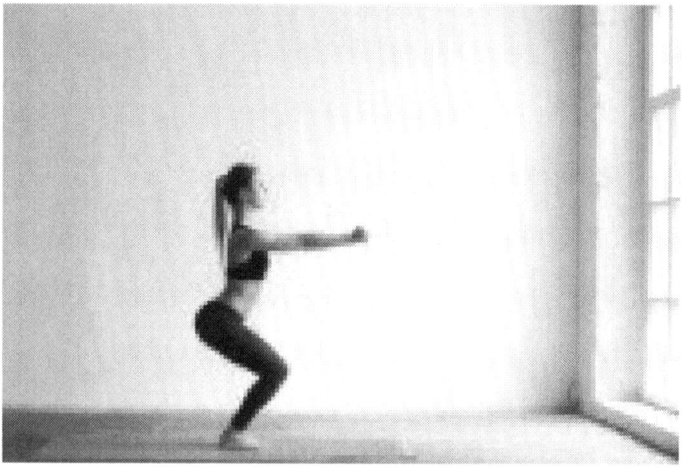

14. Box Jumps

Für diese Übung benötigst du eine Box, einen stabilen Hocker oder eine ähnliche stabile Erhöhung. Hierbei trainierst du deine

Koordinationsfähigkeit, Rückenmuskulatur und Beinmuskulatur.

Stelle dich hüftbreit vor deine Box und gehe in die Kniebeuge. Von dort springst du mit aller Kraft auf die Box und wieder herunter.

Du kannst die Intensität dieser Übung durch deine Schnelligkeit oder die Höhe der Box variieren.

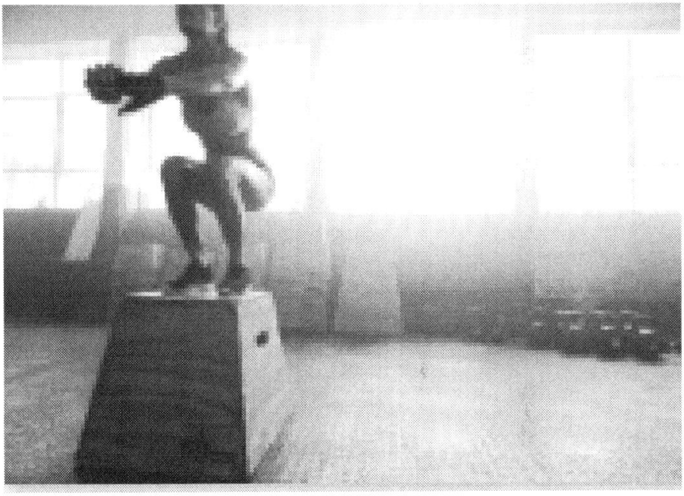

15. Der Roboter

Für die Roboter-Übung benötigst du Kurzhanteln oder zwei volle Wasserflaschen. Hierbei trainierst du deine Rücken- und Armmuskulatur.

Stelle dich aufrecht hin und halte die Gewichte mit beiden Händen grade mit gestreckten Armen vor deinen Körper. Deine Handinnenflächen zeigen dabei nach unten. Nun atmest du ein und senkst deinen Rücken nach vorne ab, bis dein Körper einen 90-Grad-Winkel bildet. Beim Ausatmen ziehst du die Gewichte an deine Brust heran und richtest dich wieder auf. Jetzt kannst du die Übung von vorne beginnen.

16. Lunges

Diese Ausfallschrittübung baut die Muskeln deines Oberkörpers auf und fördert die Beweglichkeit und Kraft in deinen Beinen und Hüften. Du benötigst keine Geräte.

Stelle dich aufrecht mit hüftbreit voneinander entfernten Füßen hin und strecke deine Arme grade über deinen Kopf und lege die Hände aneinander. Jetzt machst du mit deinem rechten Bein einen großen Ausfallschritt nach hinten und lässt dein Knie bis fast auf den Boden hinab. Das Knie deines linken Beines sollte sich genau über deinem Knöchel befinden. Nun streckst du deinen linken Arm seitlich so weit wie möglich nach unten - versuche den Boden zu berühren, während dein Körper absolut grade bleibt! Führe deinen Arm wieder nach oben und begebe dich in deine Ausgangsposition.

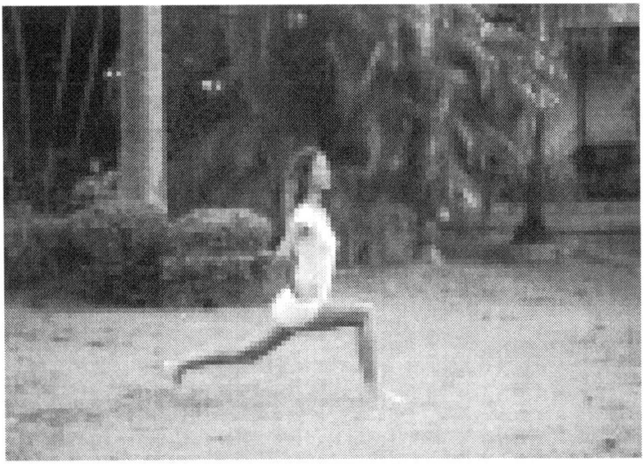

17. Die High Kicks

Diese Übung macht vor allem eins - Spaß! Du benötigst kein Equipment und trainierst deine Bein- und Rumpfmuskulatur.

Kennst du Kickboxen? Genau so funktioniert diese Übung. Trete so hoch und kraftvoll wie möglich! Achte auf deine Körperspannung und lass mal richtig Dampf ab!

Das beibehalten deiner Körperspannung ist für die Aufrechterhaltung deinen Kreislaufs enorm wichtig!

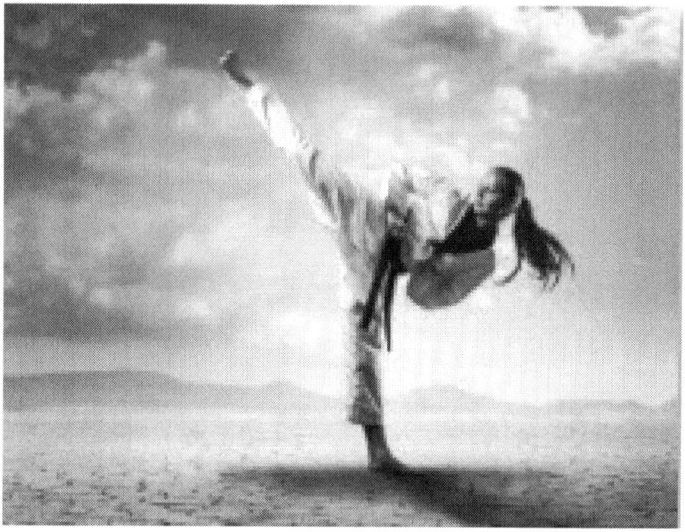

18. Zombie Lunges

Durch diese Übung baust du Kraft in deiner unteren Körperhälfte auf und benötigst keine Geräte.

Stell dich aufrecht mit hüftbreit voneinander entfernten Füßen und nach vorne ausgestreckten Armen hin. Mache mit deinem linken Bein einen großen Ausfallschritt nach links, beuge dein Knie und schiebe deine Hüfte langsam nach hinten. Achte darauf, deine Bauchmuskulatur angespannt zu lassen und komme wieder nach oben in die Ausgangsposition.

19. Der Tisch

Für diese Übung benötigst du einen stabilen Tisch. Durch diese Übung trainierst du deine Rücken-, Nacken- und Unterarmmuskulatur.

Lege dich mit deinem Oberkörper unter einen etwa hüfthohen Tisch und packe die sich über deiner Körpermitte befindliche Tischkante. Deine Füße sollten auf dem Boden stehen und deine Beine gebeugt sein. Ziehe deinen Oberkörper nun nach oben zu dem Tisch heran bis dein Körper eine grade Linie bis zu den Knien bildet. Lass jetzt deinen Oberkörper wieder absinken und behalte die Spannung in deinen Muskeln bei, lass dich nicht fallen!

20. Das Kreuzheben

Diese Übung trainiert deine Rückenmuskulatur und du benötigst kein Equipment.

Stelle dich aufrecht mit seitlich ausgestreckten Armen auf. Hebe dein rechtes Bein möglichst weit nach hinten während du deinen Oberkörper nach vorne absenken lässt. Dein Körper sollte eine grade Linie parallel zum Boden bilden und deine

Bauchmuskulatur angespannt sein. Kehre in deine Ausgangsposition zurück und wiederhole die Übung mit dem linken Bein.

Kapitel 4: Die 6 häufigsten Fehler

Es ist unglaublich wichtig, dass du die Übungen korrekt ausführst. Die Übungen sind mitunter sehr anstrengend und es bedarf einiger Konzentration die vollen vier Minuten alle Übungen richtig auszuführen.

Gerade zum Ende der Trainingsintervalle kann deine Motivation und Ausdauer nachlassen - achte also bis zum Ende auf die optimale Ausführung der Trainingsübungen.

Um Fehler bei der Durchführung der Übungen zu vermeiden, ist es von Vorteil, wenn du dir bevor du mit dem Training beginnst die Übungen ganz genau anschaust und verinnerlichst. Oftmals hilft es auch mit einer niedrigen Intensität beim Training zu beginnen und die Intensität zu steigern, je sicherer du dich mit den Übungen fühlst. Erhöhe die Wiederholungen passend zu deiner Ausdauer bei jedem Training für einen optimalen Abnehmeffekt.

Falls du im Laufe deines Trainings merkst, dass du Schwierigkeiten hast die Übungen perfekt auszuführen, verlangsame dein Tempo oder verringere das Gewicht.

Denk daran, dass auch die letzte Ausführung einer Übung perfekt sein muss, um möglichst schnelle Trainingseffekte zu erreichen!

2. Keine optimale Ernährung

Bedenke, dass selbst wenn du das Training richtig ausführst keine guten Effekte erzielen wirst, wenn du deine Ernährung vernachlässigst.

Am besten ist es, wenn du dein Tabata-Training vor deiner ersten Mahlzeit ausführst, das heißt auf nüchternen Magen. So tritt der "Afterburn-Effekt" ein und deine zuletzt aufgenommene Nahrung wird als Energiequelle genutzt und die Fettverbrennung wird danach gestartet - also ein wunderbarer Weg zu deinem Traumkörper.

Achte also auf eine gesunde und ausgewogene Ernährung und höre darauf, was dein Körper braucht!

Um den besten Trainingseffekt zu erzielen und dein Gewicht zu reduzieren solltest du darauf achten, dass du nur ungefähr 150 Gramm Kohlenhydrate täglich zu dir nimmst. Von Vorteil ist es, wenn du dir abends nur noch eine leichte und kleine Mahlzeit gönnst.

3. Kenn dein Limit!

Wenn du gegen Ende deiner Trainingseinheit das Gefühl hast alles gegeben zu haben und nicht mehr zu können... unterschätzt du dich mit großer Wahrscheinlichkeit!

Du kannst noch viel mehr leisten, als dein innerer Schweinehund dir zutraut. Grade die letzten Ausführungen der Übungen sind ganz bedeutend für den Trainingseffekt - wenn du an dein Limit gehst baust du nämlich Muskeln auf und unerwünschtes Fett ab.

Wenn du an dein Limit kommst, überwinde dich, denk an dein Ziel, deinen Traumkörper und an deinen Fitnesserfolg!

4. Zehn Sekunden Pause?

Du solltest in jedem Fall die zehn Sekunden Pause strikt einhalten. Dies ist Teil der korrekten Ausführung des Trainings und soll dir die Möglichkeit geben dich auf die nächste Übung vorzubereiten. Idealerweise kannst du so schon deine Ausgangsposition einnehmen!

Auf keinen Fall reichen die 10 Sekunden, um das Training für einen Snack oder ähnliches zu unterbrechen - verliere dein Ziel nicht aus den Augen.

5. Die Intensität der Übungen

Ein häufiger Fehler ist das wählen der falschen Intensität der Übungen.

Wenn du die Intensität zu niedrig wählst, wird dein Stoffwechsel nicht optimal angeregt und du wirst dein Trainingsziel wahrscheinlich nicht erreichen.

Wenn du die Intensität zu hoch wählst, wirst du die acht Trainingsintervalle nicht zu Ende führen können und du wirst auch so kein optimales Trainingsergebnis erzielen.

Du kannst während des Trainings ganz leicht selbst heraus finden, welches die für dich passende Intensität ist. Die ersten beiden Intervalle sollten dir ganz leicht fallen, die Intervalle drei und vier sollten sich für dich genau passend anfühlen, die Intervalle fünf und sechs sollten schon recht anstrengend für dich sein und die letzten beiden Intervalle sollten dich dazu bringen über dein Limit hinaus zu gehen. Du wirst also schnell merken auf welcher Fitnessstufe du dich befindest und welche Intensität für dich den besten Trainingseffekt bietet.

6. Nicht übertreiben!

Es reicht völlig aus, wenn du zu Beginn deines Trainings einmal täglich trainierst. Ideal sind vier bis sieben Trainingseinheiten, wobei sich sieben Trainingseinheiten für einen leicht einzuhaltenden Ablauf anbieten. In den ersten beiden Wochen reicht es völlig aus, wenn du mir vier Trainingseinheiten beginnst. Mute dir und deinem Körper nicht zu viel zu und belasse es auch nachdem du dich ans Training gewöhnt hast bei einer Trainingseinheit am Tag!

Kapitel 5: Tipps und Tricks

Wenn du gerne mit Musik trainierst, dann schau dir doch bei YouTube diese kostenlosen Videos an. Einige haben sogar integrierte Timer, die dir die Pausen und Starts in deinem Training anzeigen. Musik ist ein toller Motivator und so macht das Training richtig Spaß!

- https://youtu.be/7FX-0gtVbkY

- https://youtu.be/8991DsnDgbo

- https://youtu.be/V6TFGAqd6tc

- https://youtu.be/6sta_T-qres

- https://youtu.be/NxqMXGN07ls

Schau auch mal in deinem Appstore vorbei - dort gibt es einige für dein Training kostenlose und nützliche Apps wie

- Tabata Timer for HIIT

- Tabata Timer With Music

- My Tabata Timer

- Tabata Timer and HIIT Timer

- Tabata Sport Intervall Timer

Hast du die Möglichkeit mit jemandem zusammen zu trainieren? Mit deinem Partner oder einer Freundin? So könnt ihr euch gegenseitig motivieren und das Training macht gleich doppelt so viel Spaß!

Um motiviert zu bleiben kannst du ein ein "Erfolgs-Tagebuch" führen, indem du deine Erfolge festhältst und dir deine Ziele notierst.

Kapitel 6 : Dein 7-Tage-Plan

Nun bist du bereit für deinen persönlichen 7-Tage-Plan!

Sobald du dich an die Übungen gewöhnt hast kannst du deinen Trainingsplan nach deinen Wünschen, Vorlieben, Stärken und Schwächen ändern und anpassen. Hier sind deiner Phantasie keine Grenzen gesetzt!

Jede Trainingseinheit sollte ein Warm-Up vorausgehen und von einem Cool-Down gefolgt werden.

Führe jede Übung zwanzig Sekunden lang aus und gönne dir dann zehn Sekunden Pause, in denen du dich auf die nächste Übung vorbereitest.

Montag

Deine Übungen:

1. 20 Sekunden Übung Seilspringen und 10 Sekunden Pause

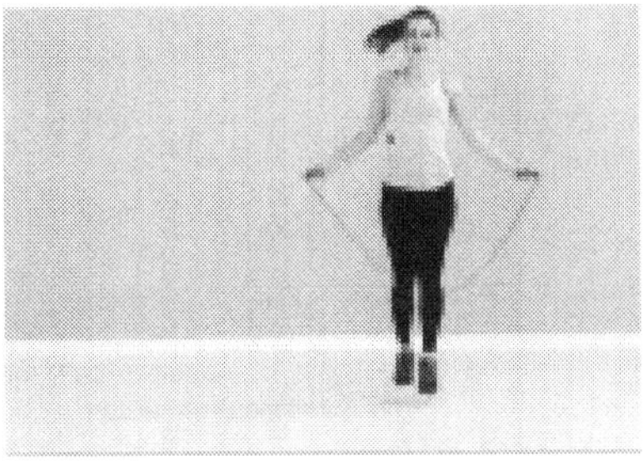

2. 20 Sekunden Übung Tischziehen und 10 Sekunden Pause

3. 20 Sekunden Übung Cross Bike und 10 Sekunden Pause

4. 20 Sekunden Übung Sit Ups und 10 Sekunden Pause

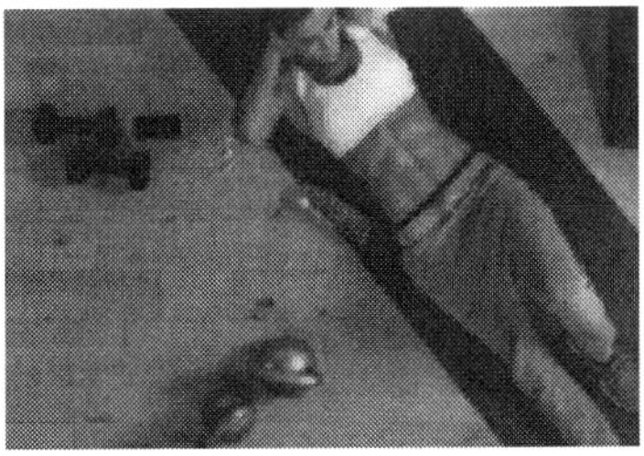

5. 20 Sekunden Übung Kreuzheben und 10 Sekunden Pause

6. 20 Sekunden Übung Planke und 10 Sekunden Pause

7. 20 Sekunden Übung Squats und 10 Sekunden Pause

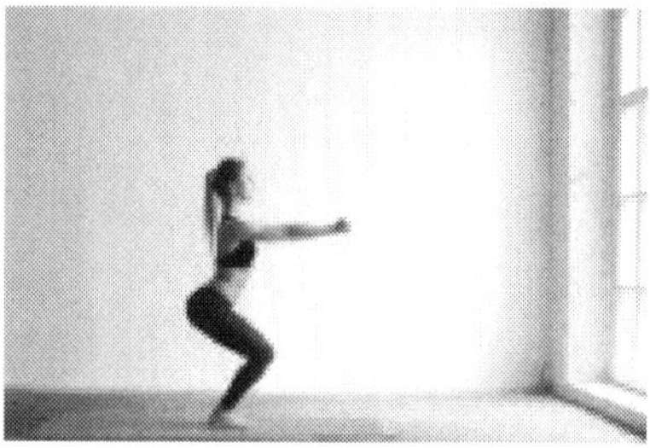

8. 20 Sekunden Übung Beinschere und 10 Sekunden Pause

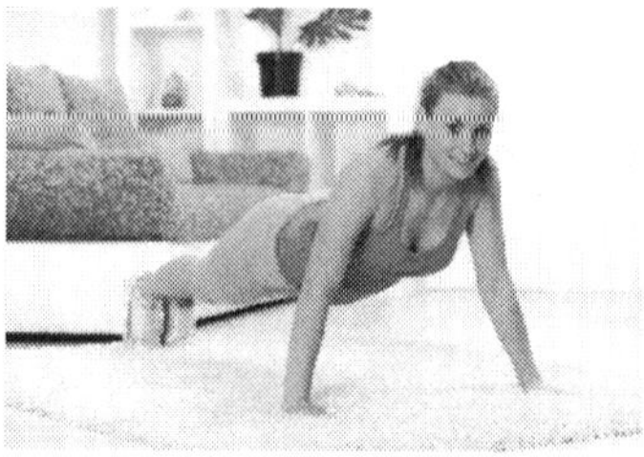

Frühstück:

Zwei Scheiben Vollkornbrot mit Magerquark oder Frischkäse, verfeinert mit Gewürzen und Kräutern, dazu einen stoffwechselfördernden grünen Tee mit maximal einem TL Honig. Wahlweise mit einem Naturjoghurt mit 1,5% Fett.

Mittagessen:

Kichererbsen Curry.

Abendessen:

Gemischter Salat mit Hähnchenbrust.

Dienstag

Deine Übungen:

1. 20 Sekunden Übung Boxjumps und 10 Sekunden Pause

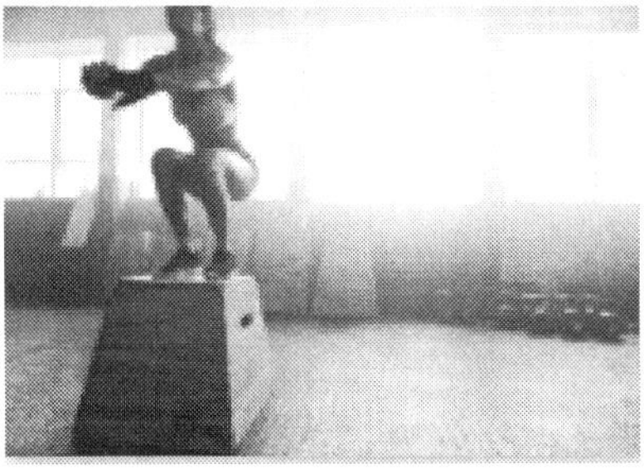

2. 20 Sekunden Übung Lunges und 10 Sekunden Pause

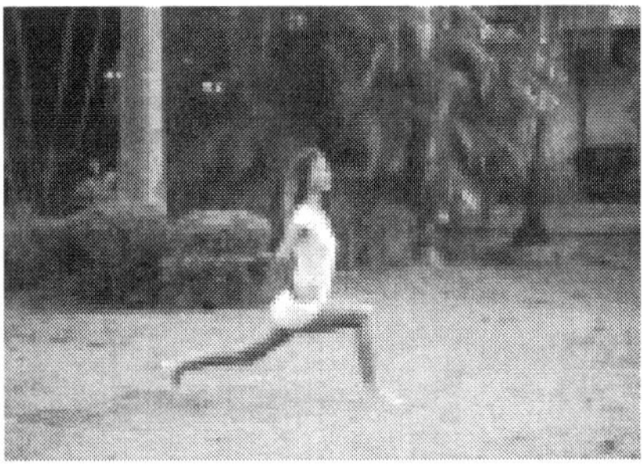

3. 20 Sekunden Übung Klimmzüge und 10 Sekunden Pause

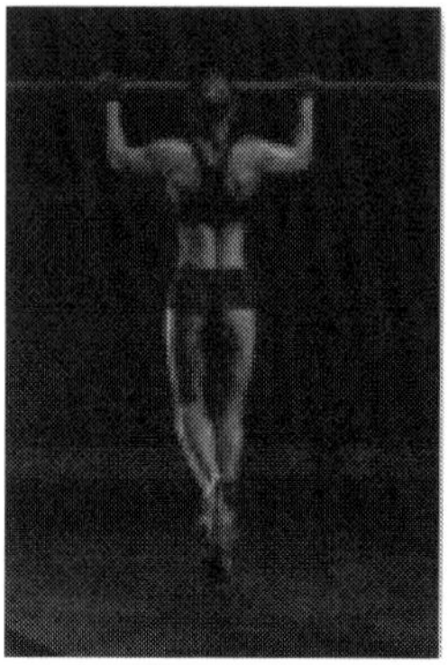

4. 20 Sekunden Übung Bodyrocks und 10 Sekunden Pause

5. 20 Sekunden Übung High Kicks und 10 Sekunden Pause

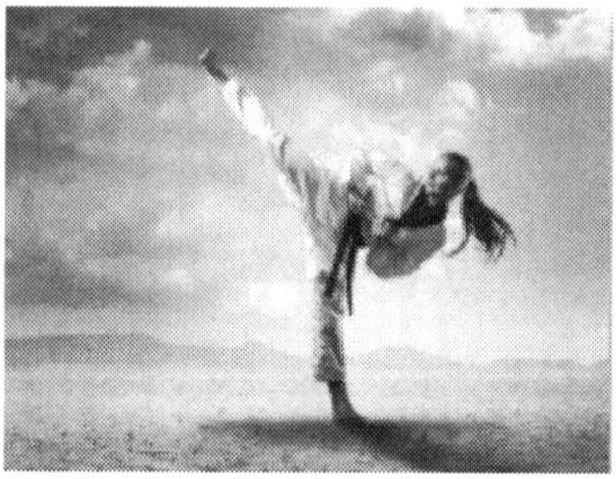

6. 20 Sekunden Übung Roboter und 10 Sekunden Pause

7. 20 Sekunden Übung Squats und 10 Sekunden Pause

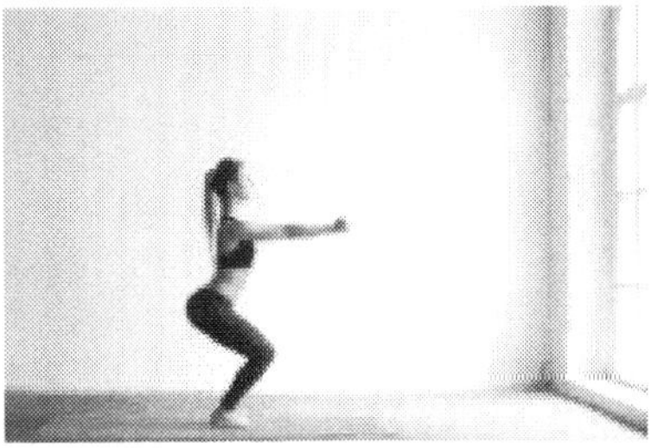

Frühstück:

Zwei Scheiben Roggenknäckebrot mit einem Teelöffel Marmelade und einen Kräutertee mit maximal einem TL Honig.

Mittagessen:

Wokgemüse mit Reis

Abendessen:

Ein bunter Salat mit Thunfisch.

Mittwoch

Trainingspause

Frühstück: 150gr Naturjoghurt mit 1,5% Fett dazu Rosinen und Heidelbeeren. Kombiniere dies mit einem frisch gepressten Gemüsesaft.

Mittagessen: Reis mit Ratatouille.

Abendessen: Gemüse mit Kräuterquarkdip und einer Portion Möhrensalat.

Donnerstag

Deine Übungen:

1. 20 Sekunden Übung High Jumps und 10 Sekunden Pause

2. 20 Sekunden Übung Squats und 10 Sekunden Pause

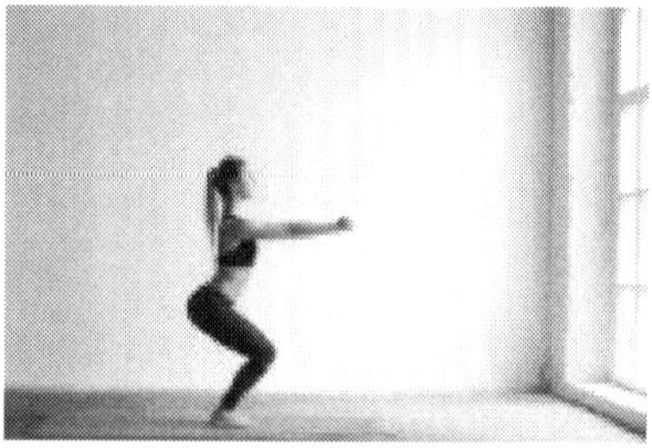

3. 20 Sekunden Übung Planke und 10 Sekunden Pause

4. 20 Sekunden Übung Beinschere und 10 Sekunden Pause

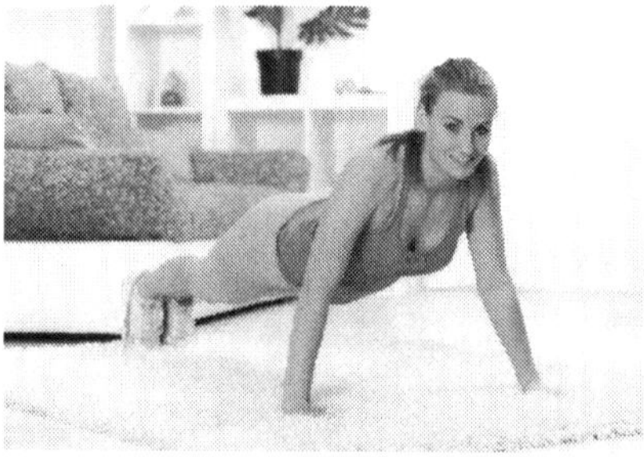

5. 20 Sekunden Übung Sit Ups und 10 Sekunden Pause

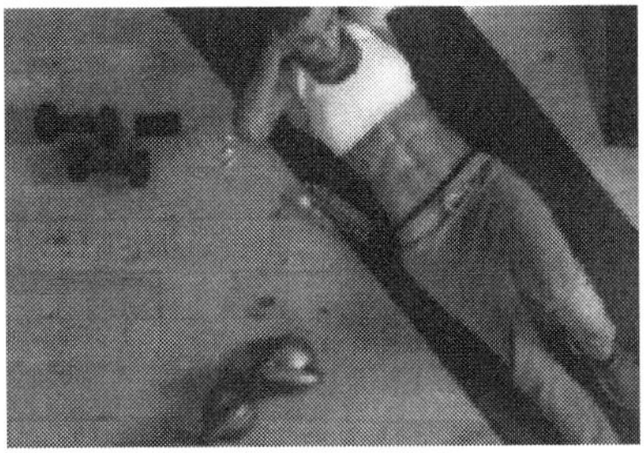

6. 20 Sekunden Übung Bodyrocks und 10 Sekunden Pause

7. 20 Sekunden Übung Tischziehen und 10 Sekunden Pause

8. 20 Sekunden Übung Cross Bike und 10 Sekunden Pause

Frühstück:

Ein Vollkornbrötchen mit fettreduziertem Kräuterquark, Putenaufschnitt und Gemüse. Dazu ein Glas frisch gepressten Gurkensaft.

Mittagessen:

Vietnamesische Sommerrollen mit Soja-Dip.

Abendessen:

Ein Tomatensalat mit Mozzarella.

Freitag

Deine Übungen:

1. 20 Sekunden Übung Sprint und 10 Sekunden Pause

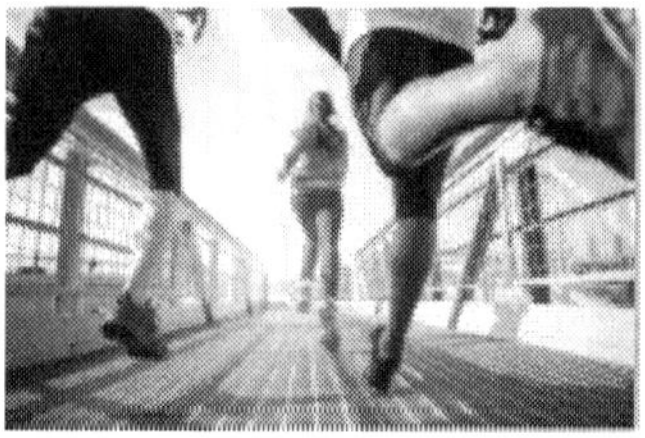

2. 20 Sekunden Übung Skorpion und 10 Sekunden Pause
3. 20 Sekunden Übung Bodyrocks und 10 Sekunden Pause
4. 20 Sekunden Übung Roboter und 10 Sekunden Pause
5. 20 Sekunden Übung High Kiks und 10 Sekunden Pause

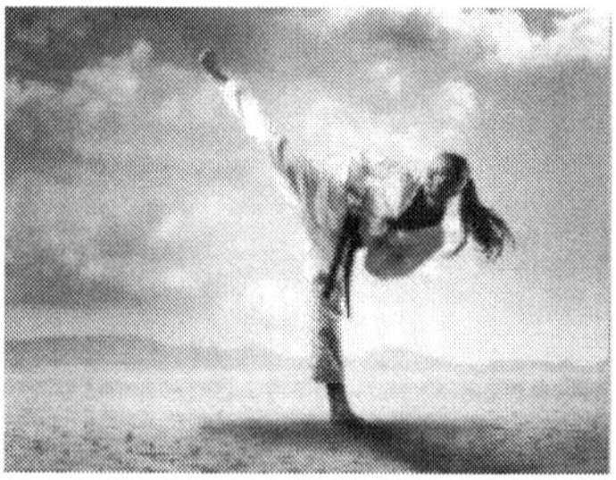

6. 20 Sekunden Übung Tischziehen und 10 Sekunden Pause

7. 20 Sekunden Übung Kettlebell und 10 Sekunden Pause

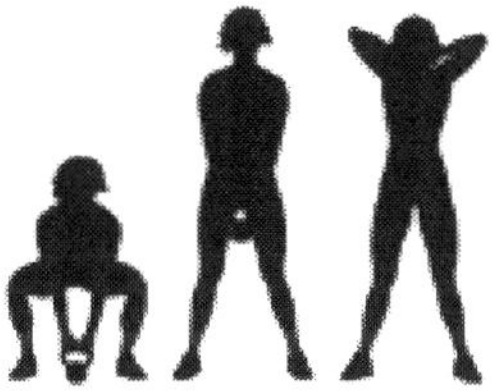

8. 20 Sekunden Übung Kreuzheben und 10 Sekunden Pause

Frühstück:

5EL Haferflocken mit 100ml Milch mit 1,5%Fett erwärmen und etwas Obst hinzugeben. Dazu einen Kräutertee mit maximal einem TL Honig.

Mittagessen:

Hauchdünne Crêpes mit Apfelmus.

Abendessen:

Ein gemischter Salat mit Mais, Gurken und Tomaten garniert mit Garnelen.

Samstag

Trainingspause

Frühstück: Zwei Scheiben Mehrkornbrot mit fettreduziertem Frischkäse und 200 ml Orangensaft. Wahlweise mit einem Naturjoghurt mit 1,5% Fett.

Mittagessen: Naturreis mit Champions und Putenbrust.

Abendessen: Ein leichter Nudelsalat mit Feta.

Sonntag

Trainingspause

Frühstück: Zwei Scheiben Mehrkornbrot, fettreduzierter Käse, eine Tomate und ein kleines Stück Brie. Dazu Grünen Tee mit maximal einem TL Honig.

Mittagessen: Vollkornbaguette mit Tomate, Mozzarella und Pesto.
Abendessen:

Reis mit Ratatouille.

Diesen Plan kannst du auch für deine zweite Trainingswoche nutzen!

Deine Ernährung

Um einen maximalen Trainingserfolg zu erzielen musst du neben dem Training auch auf deine Ernährung achten.

Eine gesunde Ernährung beinhaltet Frühstück, Vormittagssnack, Mittagessen, Nachmittagssnack und Abendessen.

Achte ganz besonders darauf mindestens 2 Liter stilles Wasser am Tag zu trinken!

Um möglichst wenig Kalorien zu dir zu nehmen musst du vor allem zu Beginn deines Trainings auf die Zusammensetzung deiner Mahlzeiten achten.

Falls du zwischen deinen Hauptmahlzeiten Hunger verspüren solltest kannst du dir einen leckeren kalorienarmen Snack wie Gemüsesticks, Reiswaffeln, Naturjoghurt mit Beeren oder Buttermilch gönnen.

Wie dir sicherlich bekannt ist solltest du einen großen Bogen um vorgefertigte, frittierte oder stark zuckerhaltige Speisen machen. Auch Kaffee und Alkohol gehören zu den zu vermeidenden Lebensmitteln. Beim Zubereiten deiner Speisen solltest du darauf achten so wenig Öl wie möglich zu verwenden. Wichtig für deine Gesundheit ist auch eine hohe Qualität deiner Lebensmittel.

Die vietnamesische Küche bietet vielfältige kalorienarme und sehr gesunde Speisen. Wenn du während deiner Trainingsphase also auswärts essen gehst kannst du ohne Probleme etwas geeignetes in vietnamesischen Restaurants finden.

Schlusswort

Hast du die erste Woche deines Trainingsplans erfolgreich absolviert? Herzlichen Glückwunsch! Dies war der erste Schritt in dein neues Leben mit mehr Fitness und deinem Traumkörper. Verliere dein Ziel nicht aus den Augen und bleib motiviert - es lohnt sich!

Dein neues Gesundheitsbewusstsein wird dich immer wieder neu herausfordern. Du wirst über Grenzen gehen und deinen Horizont erweitern.

Ich hoffe, das Training hat dir Spaß gemacht und du konntest nach der ersten Woche schon erste Erfolge bei deiner Gewichtsabnahme und Fitnesssteigerung sehen.

Ich würde mir wünschen, dass du weiterhin daran arbeitest deine körperlichen Ziele zu erreichen und einen gesunden Lebensstil beibehältst.

Das Einhalten und Durchhalten des Trainings erfordert eine Menge mentaler und körperliche Stärke und wird dich zu einem kraftvolleren Menschen machen!

Quellen

- Manfred Grosser/Stephan Starischka/Elke Zimmermann, "*Das neue Konditionstraining. Für alle Sportarten, für Kinder, Jugendliche und Aktive*", BLV Sportwissen, München., 2004.

- Florian Engel/Billy Sperlich "*(Hoch-)intensives Intervalltraining mit Kinder und Jugendlichen im Nachwuchsleistungssport*", Wiener Medizinische Wochenschrift, Vol 164(11), 2014.

- Herbert Reindell/Helmut Roskamm/Woldemar Gerschler/Karl Adam, *Das Intervalltraining: physiologische Grundlagen, praktische Anwendungen und Schädigungsmöglichkeiten*", Barth, München, 1962.

- Edwar L. Fox/Donald K. Mathews, "*Interval trianing: Conditioning for sports and general fitness*", Saunders, Philadelphia, 1974.

- Jürgen Ennker/Bianca Lorenz, "*Gesünder länger leben*", Urban und Vogel, München, 2014.

- Mark Lauren, "*Fit ohne Geräte - die 90-Tage-Challenge*", Riva, München 2015.

Impressum

Text: Copyright © 2017 by Sophia Thiemann

Impressum und Verlag Sophia Thiemann

c/o Papyrus Autoren-Club, R.O.M. Logicware GmbH Pettenkoferstr. 16-18, 10247 Berlin

Alle Rechte vorbehalten.

Nachdruck oder Kopieren, auch auszugsweise, ist ohne Erlaubnis des Autors nicht gestattet.

Fotos: ©

margouillat photo/ www.shutterstock.com

g-stockstudio/ www.shutterstock.com

holbox/ www.shutterstock.com

Pressmaster/ www.shutterstock.com

Kurhan/ www.shutterstock.com

Billion Photos/ www.shutterstock.com

Olegganko/ www.shutterstock.com

Visual Generation/ www.shutterstock.com

Wichtiger Hinweis:

Die in diesem Buch enthaltenen Informationen dienen ausschließlich informativen Zwecken und dürfen unter keinen Umständen als Ersatz für eine professionelle Beratung oder Behandlung durch ausgebildete und anerkannte Ärzte angesehen werden. Diese beinhalten keinerlei Empfehlungen bezüglich bestimmter Diagnose- oder Therapieverfahren. Die Inhalte dürfen niemals als eine Aufforderung zur Selbstbehandlung oder als Grundlage für Selbstdiagnosen und -medikation verstanden werden. Die Informationen spiegeln lediglich die Meinung des Autors wieder. Der Autor übernimmt für die Art oder Richtigkeit der Inhalte keine Garantie, weder ausdrücklich noch impliziert.

Sollten Inhalte des Buches gegen geltendes Recht verstoßen, dann bittet der Autor um umgehende Benachrichtigung. Die betreffenden Inhalte werden dann umgehend entfernt oder geändert.

Haftung für Links

Das Buch enthält Links zu externen Webseiten Dritter, auf deren Inhalte wir keinen Einfluss haben. Deshalb können wir für diese fremden Inhalte keine Gewähr übernehmen. Für die Inhalte der verlinkten Seiten ist stets der jeweilige Anbieter oder Betreiber der Seiten verantwortlich. Die verlinkten Seiten wurden zum Zeitpunkt der Verlinkung auf mögliche Rechtsverstöße überprüft. Rechtswidrige Inhalte waren zum Zeitpunkt der Verlinkung nicht erkennbar. Eine permanente inhaltliche Kontrolle der verlinkten Seiten ist jedoch ohne konkrete Anhaltspunkte einer Rechtsverletzung nicht zumutbar. Bei Bekanntwerden von Rechtsverletzungen werden wir derartige Links umgehend entfernen.

19153567R00043

Printed in Poland
by Amazon Fulfillment
Poland Sp. z o.o., Wrocław